LES REMÈDES

CONTRE LA RAGE

APERÇU

HISTORIQUE ET BIBLIOGRAPHIQUE

Depuis le XVIe siècle jusqu'à nos jours

PAR

A. MAYGRIER

Secrétaire de la Direction à l'École impériale d'Agriculture de la Saulsaie
membre correspondant
de la Société Vétérinaire des départements de l'Ouest

EXTRAIT DU JOURNAL LA CULTURE

PARIS	LYON
F. SAVY, LIBRAIRE	J.-P. MÉGRET, LIBRAIRE
RUE HAUTEFEUILLE, 24	QUAI DE L'HOPITAL, 57

1866

LES REMÈDES

CONTRE LA RAGE

Dans un récit émouvant, que le *Moniteur universel du soir* a publié en feuilleton, sous le titre de *l'Herboriste*, les 11, 13, 14 et 15 avril 1866, M. Charles Barbara est venu proposer un nouveau remède contre la rage : la scrofulaire proprement dite, grande scrofulaire de Linné, scrofulaire à racine noueuse, *scrophularia nodosa*, vulgairement *herbe aux écrouelles*.

Nous ne croyons pas plus à l'efficacité de la scrofulaire noueuse qu'à celle de tant d'autres soi-disant spécifiques, successivement préconisés depuis des siècles ; car si, administrée seule, préventivement, dans un ou plusieurs cas, la rage ne s'est point développée, il n'est pas absolument prouvé que la morsure fût celle d'un animal enragé, comme il n'est pas prouvé du tout que le virus, si virus il y avait, ait été absorbé et que la maladie eût éclaté ultérieurement.

En effet, c'est là qu'échoueront toujours, vis-à-vis de la
science moderne, les prétendus préservatifs de la rage;
et, ici, nous n'entendons blesser personne : il est des médecins recommandables, des hommes de très-bonne foi
qui, heureux d'avoir cru trouver l'antidote d'un mal terri-
ble et implacable, l'ont déclaré sûr et infaillible. Ils se sont
trompés, voilà tout. Il en est du virus rabique comme des
virus en général; alors même qu'il est réellement inoculé,
inséré sous l'épiderme, il est loin d'engendrer constamment la rage (1). Eugène Renault, dans un excellent rapport lu à l'Académie de médecine, le 13 janvier 1852, sur
le *Traitement mercuriel de la rage* (*Recueil de méd. vét.*, 1852,
p. 5 à 34), soumis à l'examen de cette savante compagnie
par M. Dezanneau, médecin de Maine-et-Loire, a établi,
d'après ses propres observations, que de 1827 à 1837, sur
224 chiens amenés à Alfort après avoir été mordus par des
chiens enragés ou supposés tels, 74 seulement ont con-
tracté le mal, et, de 1830 à 1852, 99 animaux divers ayant
été exposés aux morsures et à l'inoculation réitérée de la salive de chiens enragés et en fureur, 67 sont devenus *hydrophobes* (2). Il en a été à peu près de même aux Ecoles de Lyon
et de Toulouse, d'après les observations de MM. les professeurs Rey et Lafosse, ainsi qu'à l'Ecole vétérinaire de Berlin,
d'après celles de M. le professeur H. Hertwig. On pourrait
même dire qu'il n'y aura de spécifique que celui qui gué-
rira la rage confirmée, et cela dans la très-grande majorité

(1) L'impuisssance de la salive rabique à engendrer la rage dans beaucoup de
cas, serait même particulière à cette maladie virulente ; car s'il existe des états ré-
fractaires à l'absorption d'autres virus, du vaccin, par exemple, ils sont relativement
assez rares.

(2) Dans une autre série d'expériences également entreprises par Renault, à Alfort, de 1836 à 1860, 131 chiens ont été mordus, sous ses yeux, par d'autres
chiens en accès de rage; 68 seulement sont devenus enragés du cinquième au
cent-dix-huitième jour (Note lue à l'Académie des sciences, le 12 janvier 1863.)

des cas (1), les traitements préventifs ne devant inspirer de confiance qu'autant qu'il serait possible d'établir que tous les chiens, par exemple, mordus par d'autres chiens réellement enragés, et soumis à l'un de ces traitements, échapperaient constamment au mal.

C'est au xvi⁰ siècle, qu'ont commencé à se produire en France, malgré la sentence d'Ambroise Paré (2), rappelée par Renault, ces milles remèdes contre la rage, dont la multiplicité même prouve l'inanité. L'année 1578 en aurait ouvert la très-longue liste, comme semble le prouver ce singulier opuscule de Lenel d'Yvoiry : *Manuel des enragés, ou collection des remèdes publiés et employés avec succès contre la rage, depuis 1578 jusqu'en 1780. Lyon, 1782, 19 p. in-8.*

Un *Manuel des enragés !* comme s'il s'agissait d'une affection toute simple, sans danger, et que le malheureux malade n'eût qu'à ouvrir tranquillement son *manuel*, entre deux accès, pour y trouver un spécifique au choix !

Jean Bauhin, d'une illustre famille de médecins qu'on a comparée à celle des Asclépiades, a écrit l'*Histoire notable*

---

(1) M. Emmanuel Decroix, vétérinaire en premier à la garde de Paris, a cité deux cas de guérison de la rage canine, dans un mémoire lu à l'Académie de médecine, le 2 février 1864 (*Recueil*, 1864, p. 161); M. le professeur Rey, dans le *Journal de méd. vét.*, de l'Ecole de Lyon (janvier 1865), a rapporté le fait, non moins extraordinaire, d'un chien enragé guéri spontanément, au mois de septembre 1864. Voilà les cas, presque incroyables, qui, dit M. le professeur Tardieu, souleveraient la question de savoir si le chien ne pourrait pas faire passagèrement des morsures virulentes, sans succomber lui-même, comme on admet, en médecine humaine, une folie transitoire. (*Recueil*, 1863. p. 936, et 1864, p. 72.) Cette forme morbide serait, selon M. le docteur Vernois (qui croit, en outre, à l'existence de la rage spontanée chez l'homme), dite communiquée, *traumatique non virulente*, (*ibid.*, 1864, p. 59 et 67). M. H. Bouley a énergiquement protesté contre une doctrine qu'il qualifie de désespérante, mais qui, heureusement, à ses yeux, n'est nullement appuyée sur des preuves rigoureuses (*ibid.*, p. 368-69).

(2) « Ceux qui sont tombés en hydrophobie, jamais ne guérissent. »

de la rage des loups, aduenue l'an 1590 ; auec les remèdes pour empescher la rage, qui suruient après la morsure des loups, chiens, et autres bestes enragees. Montbeliart, 1591, pet. in-8, portr.

Un peu plus tard, Marin Hamel fit un *Traitté de la morsure du chien enragé ; qui enseigne les causes, signes et prognostics du mal de la rage ; auec la manière de s'en préseruer... augmenté d'une observation fort curieuse sur ce sujet.* Lisieux, s. d., pet. in-8.

En 1609, Jacques Caissan, du Luc, publia son *Discours véritable des remèdes, médicamens, et régime de viure, pour la guerison des morsures du rage*, Aix, 32 p. pet. in-8 ; puis, en 1615, sa *Recette très-véritable pour la guérison des personnes et animaux mordus de chiens, loups, et autres animaux enragez ; et pour les expériences qui en ont esté faites ; achettée avec l'authorité du parlement de Prouence par les Estats dudit pays.., pour le prix et somme de dix-huict cens liures.* Paris, 29 p. pet. in-8.

Qu'est devenue cette fameuse recette payée beaucoup trop cher par les Etats de Provence ? Elle figure sans doute, à sa date, dans le *Manuel des enragés.*

Baptiste Codronchius, médecin d'Imola (Bologna), vantait, en 1610, le sel d'absinthe (bicarbonate de potasse) et l'ellébore noir.

Joseph de Aromatariis, de Venise, dans son opuscule *Disputatio de rabie contagiosâ* (1625 et 1626), établit l'ancienneté de la rage et combat l'opinion des auteurs qui la considéraient alors comme une maladie nouvelle. Il est peut-être le premier qui ait avancé que tous les hydrophobes ne sont pas nécessairement atteints de la rage et que l'horreur de l'eau n'a parfois d'autre cause qu'une certaine dysphagie, un état spasmodique de pharynx et de l'œsophage.

Le sieur de Solleysel avait formulé un remède contre la

rage, quoique le célèbre auteur du *Parfait Mareschal* lui préférât avec raison la cautérisation pure et simple de la blessure.

Jos. Thomasseau, de Paris, se demandait, en 1676, si la coloquinte ne préserverait pas des suites *de morsis à cane rabido*.

René Hunauld a publié des *Entretiens sur la rage et ses remèdes...*, Châteaugontier, 1714, pet. in-8.

Puis, voici Pierre Desault, de Bordeaux, qui vante les frictions mercurielles, mais seulement pour prévenir le développement de la maladie (1733-34).

Il est suivi dans cette voie par Darluc (1755), par le frère Claude Duchoisel, jésuite apothicaire (*Nouvelle méthode sûre, courte et facile, pour le traitement des personnes attaquées de la rage*, Pondichéry et Paris, 1731, 1756 et 1782, petite brochure in-12), etc.

Robert James, qui s'enrichit plus avec sa fameuse poudre fébrifuge qu'avec ses ouvrages, d'ailleurs fort estimables, publia, à Londres, en 1741, une nouvelle méthode préservative et curative de la rage (*A new Method of preventing and curing*, etc., 34 p. in-4).

Olivier, de Lyon, fit paraître, en 1743, une *Dissertation sur la rage, où l'on trouve les moyens de s'en préserver et guerir*.

Nos aïeux savaient la confiance qu'on mettait, au xviiie siècle, dans le *remède infaillible contre la morsure du chien enragé*, du chevalier Hans Sloane, premier médecin du roi Georges II et président de la Société royale de Londres, après la mort de l'illustre Newton. Ce prétendu spécifique était connu sous le nom de *pulvis anti-lyssus* (*Histoire d'un remède*, etc., traduit de l'anglois par André Cantwel, Paris, 1746, in-8).

Le savant François de Sauvages s'est montré partisan de la méthode de Pierre Desault, c'est-à-dire des frictions mercurielles (1748).

Un médecin anglais, Christoph. Nugent, est l'auteur d'un *Essai sur l'hydrophobie, précédé de l'histoire d'une personne mordue par un chien enragé, qui eut l'hydrophobie et qui fut heureusement guérie*; trad. par Charles Alston qui joignit à son travail *une Dissertation sur la chaux vive, et sur l'eau de chaux*, Paris, 1754, in-12. Nugent recommandait les antispasmodiques.

Tissot, dans son célèbre *Avis au peuple* (1761), a hautement préconisé les frictions mercurielles, même après les premiers symptômes de la rage.

Christ.-Frid. Selig, d'Erlangen, dans une dissertation inaugurale (1762), a traité de l'hydrophobie et de l'emploi de la faîne (*ex usu fructuum fagi*).

S. Antonio Arrigoni a publié des Observations sur la rage et les divers remèdes *per cura della medesima* (il vante les frictions mercurielles). Milano, 1767, 83 p. in-8.

Nous avons eu les *Essais anti-hydrophobiques* (frictions mercurielles), du docteur Baudot, Paris et Bourges, 1770, br. in-4; les succès de Thiesset, de Troyes, qui, sur vingt personnes mordues par une louve, en préserva treize par le même moyen; la *Lettre d'un médecin de Paris* (Etienne Grossin du Haume) *à un médecin de province, sur le traitement de la rage* (frictions mercurielles), Paris, 1776, 17 p. in-4; une autre Lettre (16 février 1776) d'un médecin de Cluny, Blais, qui sur onze personne mordues par un loup, en sauva dix, toujours par le traitement de Pierre Desault.

La *Méthode éprouvée contre la rage*, publiée par ordre du gouvernement, à Paris et à Grenoble, en 1776, à Tours, en 1782, n'est autre que le mémoire de de Lassone, premier médecin de la reine Marie-Antoinette, où le traitement préservatif a encore pour base les frictions mercurielles.

Dès lors, nous retrouvons ce traitement indiqué dans la *Dissertation* de Jac.-Christoph. Moreau de Bellessourd (1777); dans l'*Instruction* de Joh.-Frid. Ehrmann, publiée à

La Haye, en 1778, in-8 ; les *Recherches* d'Andry, l'*Histoire du traitement fait à Senlis à quinze personnes mordues par un chien enragé*, par le même, Poissonnier Desperrières, Vicq-d'Azyr, Delalouette le fils et Thouret, Paris, 1780 (dix personnes furent préservées) ; dans les *Observations* d'Antoine Portal, *sur la nature et le traitement de la rage, suivies d'un précis historique et critique des divers remèdes qui ont été employés jusqu'ici contre cette maladie*, Yverdon, 1779, in-12 ; dans celles du docteur Bonnel (*Mémoires de la Société royale de médecine*, 1783) ; même dans celles de Bouteille, etc.

On le voit, le mémoire adressé, en 1851, par M. le docteur Dezanneau, de Montrevault (Maine-et-Loire), à l'Académie de médecine, ne pouvait rien offrir de bien nouveau (1) ; et, depuis longtemps, la confiance qu'on avait eue dans les frictions mercurielles, avait à peu près disparu. Le Roux, de Dijon, commença à la refroidir dans ses *Observations sur la rage, suivies de réflexions critiques sur les spécifiques de cette maladie*, Dijon, 1780, 52 p. in-8. Il la détruisit presque entièrement dans sa *Dissertation sur la rage*, qui remporta le premier prix de la Société royale de médecine de Paris, le 11 mars 1783 (Paris, 1783, 88 p. in-4), en affirmant que la rage n'a jamais été guérie et que le mercure, loin d'être plus utile que les autres remèdes, était beaucoup plus dangereux (Renault, rapport cité, *Recueil* de 1852, p. 20 et 21). Le Roux cautérisait, de préférence, avec le beurre d'antimoine, comme Sabatier.

Enaux et Chaussier, dont la *Méthode de traiter les morsures des animaux enragés...* (Dijon, 1785, in-12), est si con-

---

(1) Renault, dans le rapport cité, « a démontré par une argumentation sans réplique, dit M. H. Bouley, que les conclusions que M. Dezanneau avait cru pouvoir tirer des faits de sa pratique, étaient loin d'avoir la valeur qu'il leur donnait..... » (*Journal d'agr. prat.; chron. vét.*, 2ᵉ semestre 1852, p. 197.)

nue, l'illustre Sabatier (Recueil de l'ancienne Académie des sciences), J.-Fr.-Achille Lalouette (*Essai sur la rage* (1), Paris, 1812, in-8), rejettent toute préparation mercurielle. Le docteur Ant. Delondre (*Essai sur la rage*, ibid. 1814, in-8), de Saint-Martin (*Monographie de la rage*, ibid. 1823), n'accordent à l'hydrargyrose qu'une très-médiocre confiance.

Plusieurs médecins du XVIIIe siècle ont assimilé le venin de la vipère au virus de la rage et ont traité celle-ci en conséquence, c'est-à-dire par l'alcali volatil à l'extérieur et à l'intérieur. De ce nombre sont Christoph. Nugent et Darlue, déjà cités (1754 et 1755); Antoine Le Camus (*Mémoires sur divers sujets de médecine*, Paris, 1760, pet. in-8); de Mathis (*Journal de méd., chirurg. et pharm.* de Vandermonde, 61e vol., 1779?); Tarengeot et Alphonse Leroy.

En 1781, Burchardus-Frid. Münch, de Göttingen, parla de l'efficacité de la belladone.

Le baron Antoine de Storck, premier médecin de l'impératrice Marie-Thérèse et président-directeur de la Faculté de Vienne, qui a enrichi la matière médicale de précieuses ressources contre les maladies les plus rebelles, a échoué contre la rage.

Le docteur G[d] Girard, de Lyon, a exposé une nouvelle doctrine sur la rage, en indiquant *les moyens de prévenir ou de guérir cette maladie*, 1809 et 1812.

Dans une *Dissertation sur la rage de l'homme*, l'auteur (Jos.-Edme Forgue) *s'est surtout proposé pour objet le traitement curatif, qu'il établit rationnellement sur deux principales indications de cette maladie,...* Paris, 1817, 32 p. in-4.

Cluzel et, après lui, Brugnatelli, cités par Orfila (*Secours à donner aux personnes empoisonnées ou asphyxiées;...* Paris,

---

(1) *Dans lequel on indique un traitement méthodique et raisonné pour la guérir,* LORSQU'ELLE EST DÉCLARÉE...

1818, in-12, p. 152-53), conseillaient le chlore, le premier à l'intérieur, le second comme topique, et prétendaient avoir obtenu des guérisons.

Mme R.-H. Ve Touchard a aussi donné au public un *Remède contre la rage, avec des considérations sur les causes et le siége de cette maladie ; ce que c'est que le virus rabique, et quand il doit recevoir cette qualification,* Paris, 1831, 58 p. in-8.

Enfin, citons le *Traitement de la rage,* par Fourquet, de Toulouse (*Bulletin de la Société de méd., chirurg. et pharm. de Toulouse,* 1845, p. 70) et n'oublions pas de dire un mot du *cucumis abyssinica,* dont la racine pulvérisée passe, en Abyssinie, pour un spécifique de la rage, même déclarée, et qu'au retour d'une excursion dans cette contrée, M. Rochet d'Héricourt rapporta en France. Elle fut l'objet de quelques expériences courageusement entreprises, car elles n'étaient pas sans danger, par Renault et M. Reynal, à l'Ecole d'Alfort, sur l'invitation de M. le sénateur Dumas , alors ministre de l'agriculture (1849). Les essais curatifs échouèrent complétement, et Renault ne se borna point à employer la racine sèche rapportée d'Abyssinie , il expérimenta à l'aide de celle, plus fraîchement récoltée, que lui remit M. Decaisne qui avait pu reproduire un ou deux pieds de ce végétal, au Jardin-des-Plantes. (Voir la notice de M. Rochet d'Héricourt, dans les *Comptes-Rendus de l'Académie des sciences,* 12 novembre 1849 et le même recueil de 1851, t. II, p. 230.)

On a beaucoup parlé, dans ces derniers temps, de l'emploi de l'eau chaude comme capable de décomposer le virus (Hildebrandt) (1), et de la méthode de M. le docteur Buisson, par

---

(1) M. Hildebrandt est vétérinaire à Magdeburg, en Prusse. « Chargé, dans son canton, dit M. H. de Chamousset (*Revue d'économie rurale* du 11 juin 1863), d'examiner tout chien qui a mordu quelqu'un, M. Hildebrandt fait aussitôt laver et

les bains de vapeur (*la Ferme*, juin 1865). N'est-ce pas lui qui, dès 1825, publiait un *Traité de l'hydrophobie (vulgairement appelée rage); suivi des moyens préservatifs et curatifs*,... Paris, 32 p. in 8?

Que n'a-t-on pas dit, autrefois, du *Lepidium iberis* (passe-rage ibéride, vulg. lépidie des murailles, petite passe-rage, chasse-rage), puis de la racine du plantain d'eau (*alisma plantago*), lavée, séchée à l'ombre et mêlée avec du pain beurré ! La décoction des feuilles et tiges du *datura stramonium* (1), l'électrisation (en Allemagne), n'ont-elles pas été regardées comme efficaces ?

On a vanté l'emploi, à l'extérieur, de la térébenthine, des cantharides ; à l'intérieur, la poudre de Dower, etc., etc.

Peu de temps avant sa mort, au mois de mars 1861, Arendt, inspecteur du tribunal de médecine de la Tauride, membre correspondant de l'Institut de France, dicta à sa fille le complément de ses observations sur le traitement de la rage, par l'arsenic, et il l'adressa à l'Académie des sciences. Trente-quatre cas auraient été guéris par la méthode de ce médecin distingué, en Russie et en Pologne.

---

bassiner la morsure avec de l'eau chaude, jusqu'à l'arrivée du médecin. Dans l'espace de 25 années, vingt et quelques personnes ont été mordues par des chiens enragés dans le canton de Magdeburg, et aucune n'a été atteinte de l'affreuse maladie. M. Hildebrandt croit que l'application d'un fer rouge n'est plus nécessaire après l'eau chaude ; il suffit alors de laver la plaie à l'aide d'un pinceau, avec une solution un peu concentrée de *potasse caustique*, ou de l'enduire, d'après Renner, avec du *beurre d'antimoine*. »

Ce procédé se rapproche, en principe, de celui de M. le docteur Buisson, qui a soigné plus de 80 personnes mordues par des animaux atteints de la rage, et qui, toutes, auraient été préservées par l'emploi de bains de vapeur de 37 à 63 degrés ; mais il en diffère en ce sens que la cautérisation n'est pas oubliée, fort heureusement, non plus que dans le remède du garde forestier saxon, où il est question de l'emploi de l'acide chlorhydrique (*Journal de Leipzig*, mai 1866.)

(1) Voir le *Recueil de méd. vét.* de 1863, p. 157. « *La Presse médicale belge*, dit M. P. Naudin, dans *la Vie à la campagne* du 25 avril 1866, rapporte qu'un missionnaire a traité la rage avec succès, pendant plus de quinze ans, en Cochinchine et au Tonquin, au moyen du *datura stramonium* (pomme épineuse). »

Il est, toutefois, permis de douter, jusqu'à plus ample information, de l'efficacité réelle de l'acide arsénieux dans le traitement de la rage.

Plus près de nous encore, M. Jutet, de Lyon, a signalé l'acide phénique et ses isomères comme antirabiques (Académie de méd., 19 mai 1863). Il y a encore le *Traitement radical de la rage*, par les alcaloïdes végétaux, de M. G. Cuzent (Extrait du journal *les Mondes* et du *Commercial* de la Guadeloupe), Pointe-à-Pitre, 1863, in-8 ; le spécifique préconisé par M. Perreux, dans le *Salut public* de Lyon, du 28 juillet 1864, etc.

M. J.-A. Bourrel, médecin-vétérinaire à Paris, observateur des plus consciencieux, dit M. Sanson, a proposé un nouveau moyen de prévenir la rage chez le chien, consistant dans la résection des dents canines (1) (Mémoire adressé à l'Académie et à la Société impériales de médecine, à la Société impériale et centrale de médecine vétérinaire et à la Société protectrice des animaux, novembre 1862.—Voir le *Bulletin de la Société protectrice* des mois de février 1863 et d'avril 1866).

M. Bourrel a écrit aussi sur l'*extraction d'un prétendu ver à la langue et à la queue des chiens*, article inséré dans le *Bulletin de la Société protectrice* de janvier 1864, et reproduit par le *Moniteur de l'Agriculture* du 22-23 février suivant. Cette opération, appelée *éverement* ou *éverration*, est, en effet, regardée à tort par plusieurs personnes, par M. Vinet entre autres, comme un préservatif de la rage. M. P. Appert, médecin-vétérinaire à Is-sur-Tille (Côte-d'Or), dans une communication adressée, en 1826, à la Société philomatique de Paris, donna une description complète du

---

(1) Ce moyen a reçu l'assentiment, en termes élogieux, de M. le docteur Blatin, dans son très-bon opuscule intitulé : *De la rage chez le chien et des mesures préservatrices*, Paris, 1863, br. in-8.

fameux ver de la langue du chien, qu'Hippocrate considérait comme la cause de la rage, et que le grand Morgagni démontra ne pas être un ver, mais un simple cordon blanchâtre. M. Appert pratiqua l'*éverement* sur un chien de berger avec un plein succès. De Blainville en entretint, à cette époque, la Société philomatique./

Le docteur Jules Le Cœur, professeur à l'Ecole de médecine de Caen, décédé le 23 février dernier, fut un des premiers, dit M. le docteur Blatin, à signaler, dans un très-bon mémoire, l'une des principales cause de la rage spontanée du chien, qui, selon lui, serait due, dans la plupart des cas, à la privation imposée à cet animal de reproduire son espèce, lorsqu'il est sequestré. M. Leblanc fit un rapport élogieux de l'ouvrage du docteur Le Cœur, et on sait que ce savant vétérinaire professe la même opinion qu'il a, de nouveau, longuement développée, à l'Académie impériale de médecine, lors de la mémorable discussion qui y fut engagée, sur la rage, en 1863 et 1864 (*Recueil de médecine vétérinaire*, 1864, p. 201 et 292.)

M. le docteur Bergeron, médecin de l'hôpital Sainte-Eugénie, à Paris, officier de la Légion-d'Honneur, a publié, dit M. le docteur Maxime Vernois, un excellent mémoire où sont indiquées les tentatives nouvelles qu'on devrait faire dans le traitement de la rage (*Archives médicales*, février, mars et mai 1862). C'est ici le cas de noter les traitements rationnels conseillés par MM. les professeurs Piorry et Gosselin, mais, bien entendu, après l'emploi préalable et aussi prompt que possible, du cautère actuel, *précaution indispensable*, dit encore M. Vernois, qui serait disposé à prendre pour base du traitement préventif interne, des modificateurs rapides du sang, sulfate de quinine, iodure de potassium, préparations mercurielles et arsénicales : il parle aussi de la vaccination.

Nous voilà loin de la scrofulaire noueuse de M. Charles

Barbara, qui paraît vouloir se dévouer à la faire triompher de l'indifférence et de l'incrédulité des savants, — ils en ont vu bien d'autres ! — tant il est convaincu de son efficacité. Tout cela est fort plausible ; mais M. Barbara a le très-grand tort de regarder la cautérisation préalable comme *un expédient des plus tristes* (*Moniteur universel du soir*, du 16 mai 1866), lorsque ses bienfaits ne sauraient être sérieusement contestés (1).

Il est temps de nous arrêter ; et après nous être inspiré de l'opinion des hommes les plus compétents, nous nous résumerons ainsi :

1º La rage est incurable ; elle attend encore son spécifique, que Boerhaave ne désespérait pas qu'on pût trouver un jour.

2º Il n'y a point de préservatif certain de la rage.

3º Le meilleur consiste dans la vulgarisation de la connaissance de ses symptômes précurseurs, particulièrement chez le chien, symptômes dont la description doit surtout être empruntée à William Youatt (2), à MM. H. Bouley (3)

---

(1) Lors de la retentissante discussion sur la rage, qui eut lieu à l'Académie impériale de médecine, en 1863 et 1864, M. le professeur Tardieu a établi la haute valeur de la cautérisation prompte, exacte et profonde, par les chiffres authentiques suivants :

De 1852 à 1862, 195 personnes sont mortes de la rage en France, parmi lesquelles,

111 non cautérisées ;

45 cautéris. tardiv.

<u>39</u>   —   insuffisante.

195

(Recueil, 1863, p. 937).

(2) *The dog*, London, 1845, in-8, fig., traduit et annoté en 1847, par M. H. Bouley.

(3) *Diagnostic de la rage*, 3e et dernière partie d'un mémorable *Rapport*, fait à l'Académie impériale de médecine, sur cette maladie, *considérée au point de vue de l'hygiène publique, de la police sanitaire et de la prophylaxie* (*Bulletin de l'Académie*, t. XXVIII, nº 17, juin 1863, et *Recueil* de 1863, p. 577 à 601).

et Sanson (1). M. le professeur Reynal y ajoute l'application rigoureuse de la législation sanitaire spéciale à la rage, mise en parfaite harmonie avec les progrès de la science.

4° Lorsqu'une personne a le malheur d'être mordue par un animal enragé ou supposé tel, la plaie, ou chaque plaie, doit être cautérisée dans le plus bref délai, et profondément, avec le fer rougi à blanc (2), et, à défaut du cautère actuel, par les caustiques les plus puissants, notamment le beurre d'antimoine.

(1) *Le meilleur préservatif de la Rage, étude de la physionomie des chiens et des chats enragés, lésions, causes, degré de contagion du virus et remèdes contre cette contagion*, Paris, 1860, pet. in-8. Cet excellent travail de 84 pages avait déjà paru dans la *Science pittoresque*.

(2) En 1864, M. James Marschall, de Leeds, a attiré l'attention publique en Angleterre, sur un moyen encore plus actif, dont l'idée appartiendrait à Youatt. Il consisterait à introduire dans la plaie, de l'azotate d'argent qui décomposerait la salive, détruirait le virus, l'attirant aux extrémités capillaires, où il serait neutralisé ; on brûlerait ensuite.